DIETA
CETOGÉNICA

¿QUE ESTAS DISPUESTO/A A HACER PARA BAJAR DE PESO?

La dieta cetogénica, es la dieta mas popular por sus increibles beneficios para **bajar de peso de forma rapida**, pero lo que pocos saben es que esta dieta es la dieta menos recomendada por los expertos en nutrición y la salud, por sus efectos secundarios.

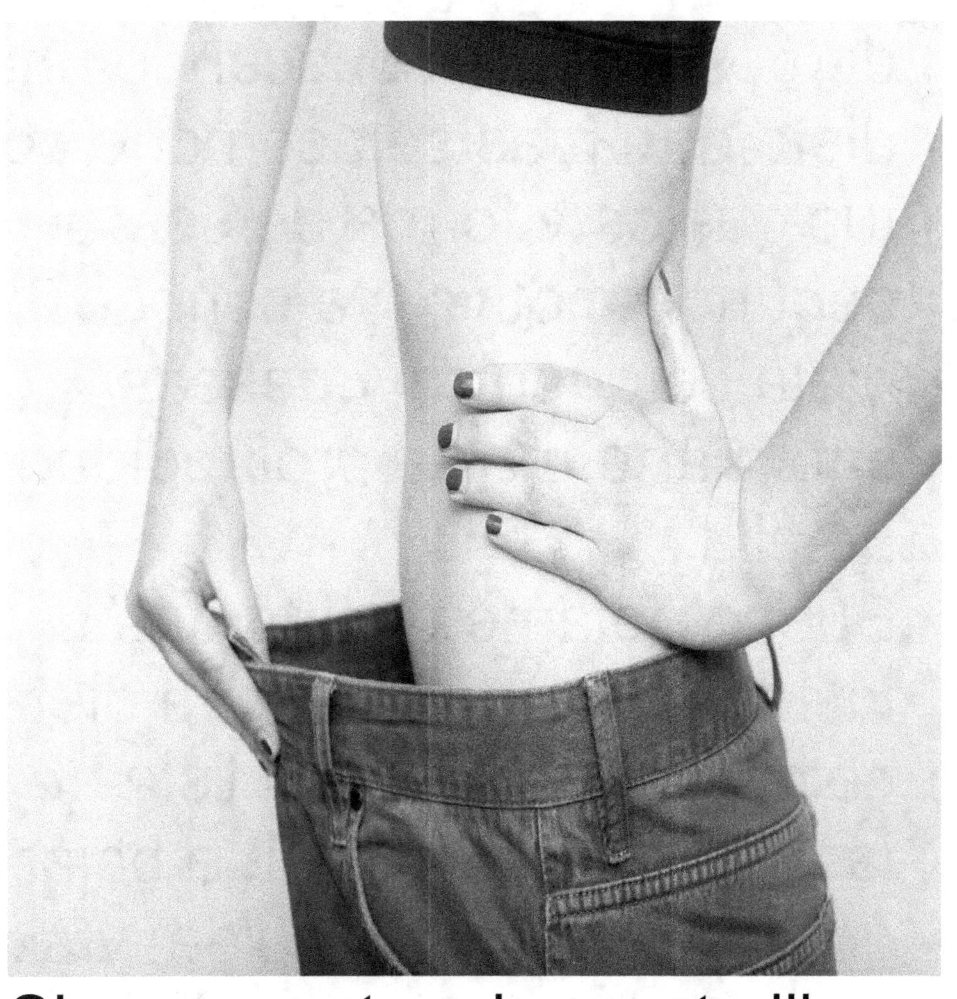

Si empezaste a leer este libro es por uno de estos dos motivos, primero:deseas bajar de peso y estas buscando una dieta que mas se acomode con tus gustos y forma de ser, o segundo motivo, ya conoces la dieta cetogénica y deseas informarte mas a profundidad de ella.

Bueno dejame decirte que si te interesa bajar de peso la dieta cetogénica esta en la lista de las dietas que ayudan a bajar de peso de forma rapida, y si, aunque diga que esta dieta es una de las mas extremas y por ende la menos recomendada por personal profesional de la salud y nutrición, funciona de manera muy efectiva ya que es una dieta a base de alimentos naturales bajos en carbohidrato y azúcares, PERO ricos en grasas y proteinas.

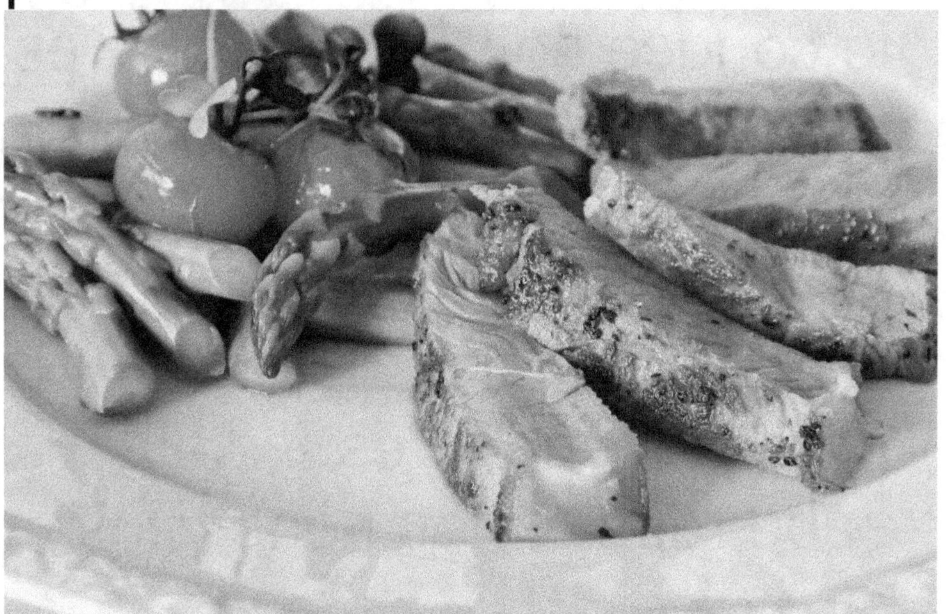

Y si se que estas pensando...
¿como una dieta que sirve
para bajar de peso de forma
rapida sea efectiva si dices que
es a base de grasas?
Esta dieta tiene como fin
producir energia en base a la
grasa de alimentos, a esto se
le conoce como CETONA, es
por esto es que esta dieta tiene
como nombre, dieta
cetogénica o dieta keto.
Y aunque los expertos
norecomienden esta dieta
cabe resaltar los beneficios

que esta dieta puede tener a la salud, ya que ayuda a regular algunas patologias o enfermedades que son generadas por el consumo inapropiado de azucares los cuales van directo a la sangre como ocurre con la diabetes.

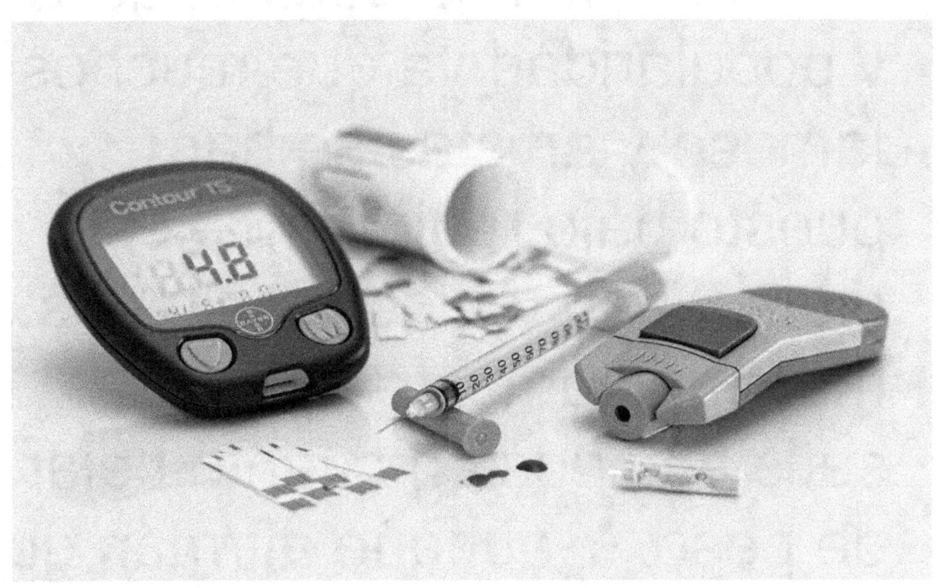

Tambien las personas que inican esta dieta logran obtener el aspecto fisico que deseaba sin tener que dejar de comer.

Esta dieta se ha utilizado por mas de 100 años bajo otro nombre, pero en la actualidad esta practica ha cogido fuerza y popularidad ya que muchos famoso y artistas se han puesto bajo regimen de esta dieta y han tenido resultados muy rapidamente y muy satisfactorios en cuanto bajar de peso. Y aunque afirman que cuando fueron al nutricionista y a medicos especialistas estos desaprobaron esta practica por su efecto rebote, esos famosos no tuvieron estos problemas secundarios despues de empezar y continuar con la dieta.

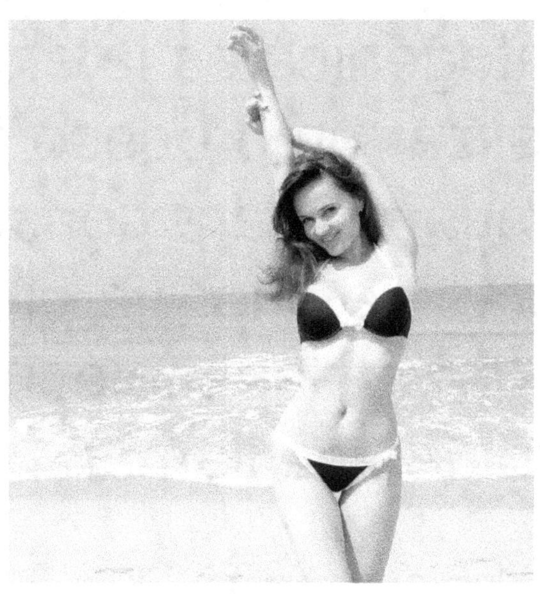

QUE SIGNIFICADO TIENE LA PALABRA CETOGÉNICA

Para poder entender este termino se debe entender de donde y cómo funciona el cuerpo humano para poder trabajar en función a la cetona.

La Cetogénica es la encargada de reslizar un proceso químico en el cuerpo para consumir las reservas de energía producto de la grasa, las moléculas que se expiden se llaman cetonas por ello el nombre de dieta cetogénica.

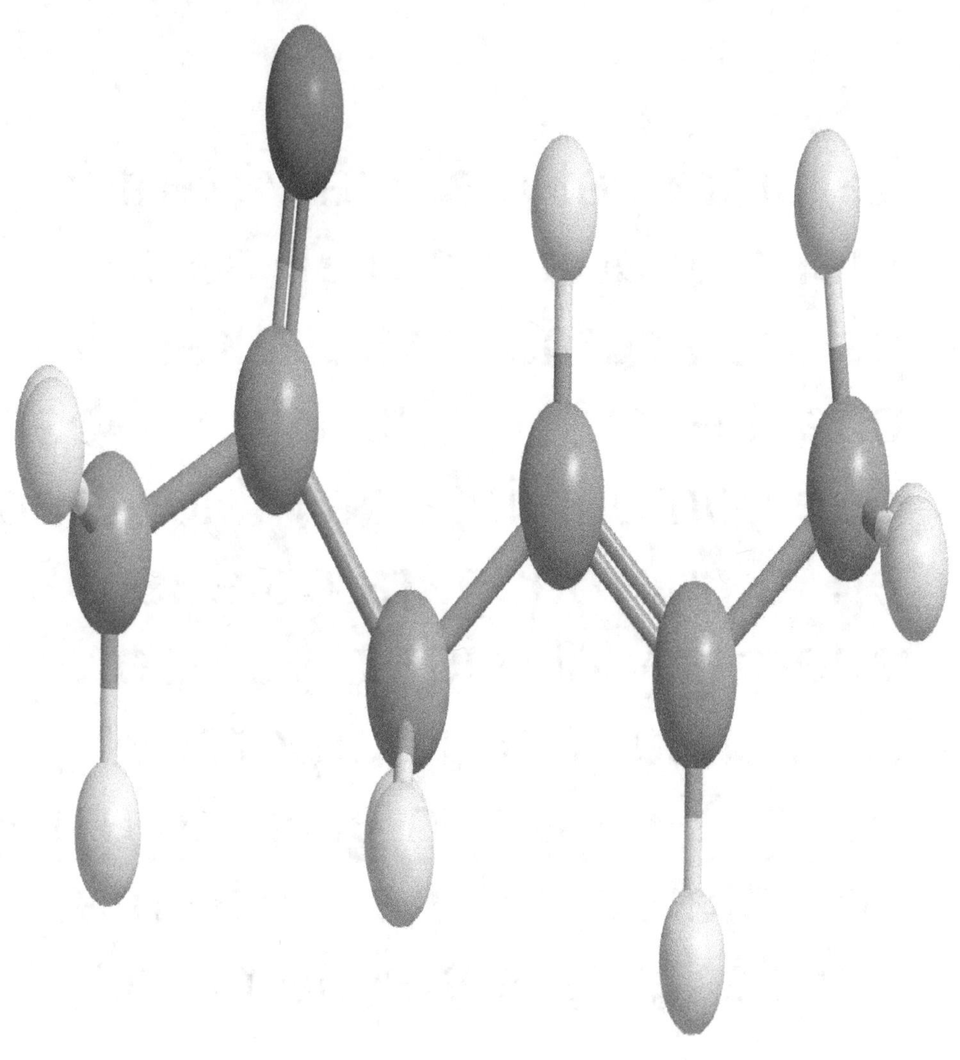

Como funciona la dieta cetogénica o la dieta keto

La dieta cetogénica ya antes mencionada también se conoce como la dieta keto la cual tiene como funcion saber que combustible es mejor tener en tu cuerpo, para obtener energía y al mismo tiempo reducir la grasa corporal y peso. Y esto con el fin de evitar someterse a dietas extremas donde la persona siempre tiene hambre y no tiene sufuciente motivacion para seguir adelante con la dieta.

Esta dieta tiene como fin remplazar los azucares que se encuentran en el arroz, las pastas, las papas, el pan.... por grasas ya que el azucar representa la mayor fuente de energia para el cuerpo, pero esta no es la unica forma de obtener energia ya que   la otra fuente de energia es la grasa. Por esto este metodo motiva a consumir bajo carbohidrato y mas grasa para remplazar la quema calorica y agilizar el proceso. Sin embargo, se debe tener en cuenta que la grasa de la que estoy hablando es la que proviene de la carne, los huevos, la mantequilla, los frutos secos,el aguacate, el aceite de oliva, entre otros denominados grasa buena.

Esto lo hacemos con el fin de que al momento de que el

cuerpo se quede sin reservas de azucares en el higado, convertira la grasa acumulada en moleculas de energia a lo cual se le conoce como cetonas. Es por eso que a esta dieta se le conoce con este nombre.

Ya que entramos al origen de esta dieta puedo decir que el nombre de esta dieta empezo, pero en realidad el primero en realizar esta dieta fue Hipocretes, aunque la empleo como una dieta en ayuno para tratar enfermedades como la epilepsia. Pero en su epoca no fue bien vista esta practica, y es por eso que noimplementada hasta 1797 para tratar LA DIABETES, luego fue implementado para tratar la obesidad y tuvo resultados rapidos y sentir mejorias en su organismo y energia. Desde ese momento empezaron los estudios con base a esta dieta y los pacientes tenian resultados satisfactorios, por este motivo se empezo a tratar principalmente a pacientes con diabetes lo cual fue de gran ayuda ya que apenas en los años 1921 se creo la insulina para atender esta enfermedad.

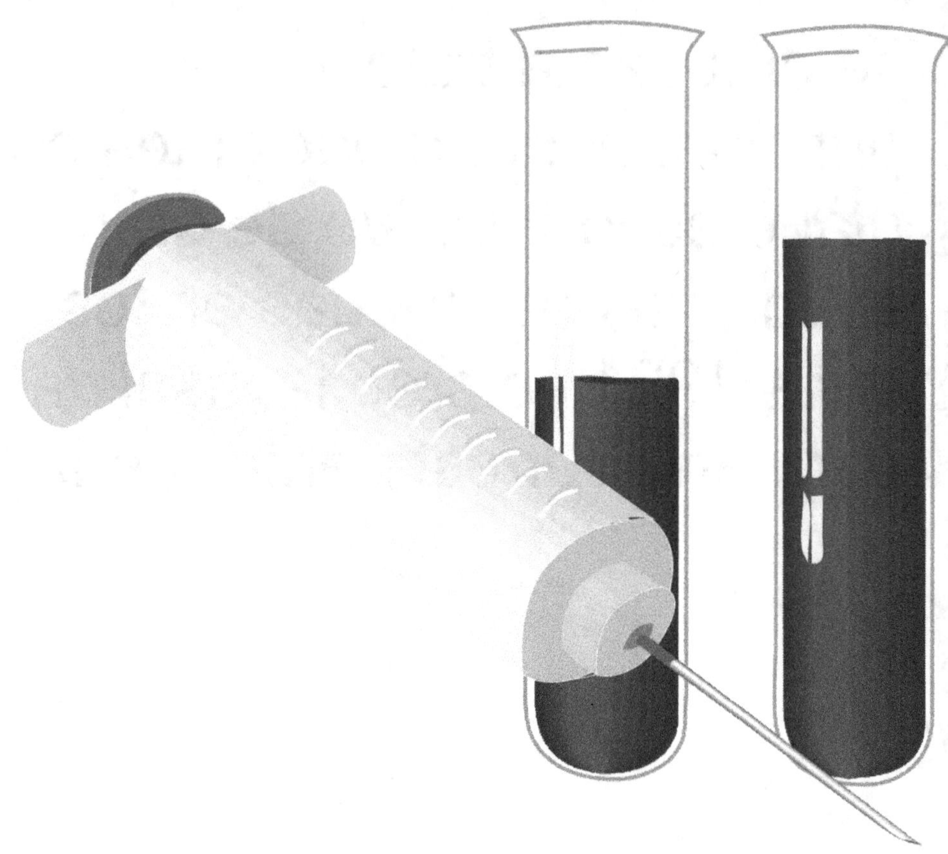

A pesar de que se descubriera
y se empezara a hablar de la
insulina para los pacientes con
diabetes por su gran impacto y
beneficios, esta dieta no se

dejo a un lado ya que ahora no solo lo recomendaban para controlar esta patologia, si no que lo empezaron a ver como estilo de vida, teniendo resultados favorables para la salud y el fisico de los pacientes.

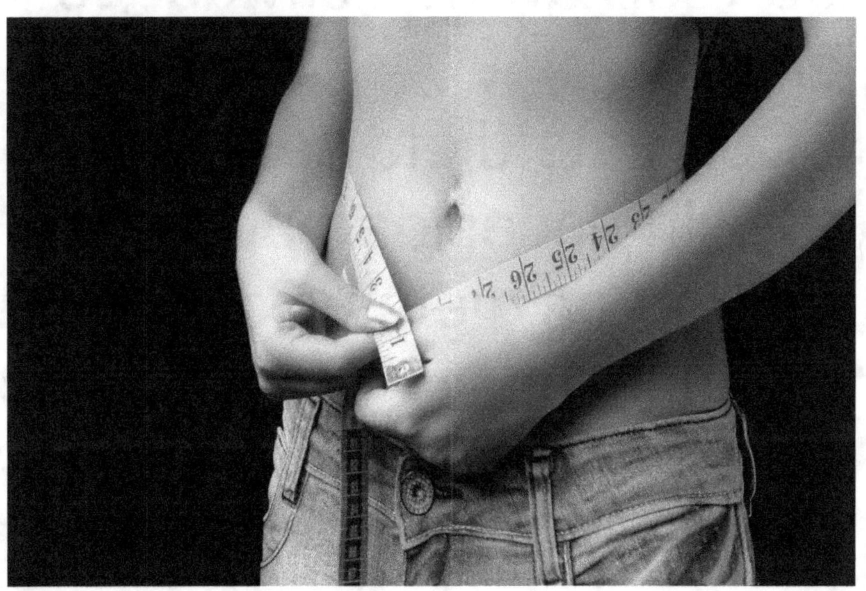

Beneficios

- Al obtener toda la energía de la grasa te conviertes en una máquina de quemar grasa ya que todas las reservas de grasa pasan a ser energia pura para realizar tus actividades diarias.

- Con este dieta se pierde peso sin necesidad de pasar hambre con dietas extremistas.

- Reduce los niveles de grasa cuando estas dormido.

- Todos los alimentos que consumes son alimentos naturales
- Mayor cantidad de energía
- Las personas que practican este estilo de vida presenta mayor lucidez.
- Estabiliza los niveles de glucosa en la sangre y de igual manera la producción de insulina, reduciendo asi el azucar del cuerpo
- El hambre disminuye igual que el deseo de comer dulce

- Resultados rapidos: no hace falta largas horas de ejercicios para tener resultados.
- Ayuda a los pacientes con cáncer evitando el desarrollo de tumores malignos.
- Mejora la piel ayudando a eliminar el acné y puntos negros en la piel.

Alimentos que se deben consumir

Para empezar la dieta cetogénica debemos consumir alimentos bajos en azúcar y carbohidratos, por lo que se debe aumentar el consumo de carnes, vegetales y verduras.

Huevos

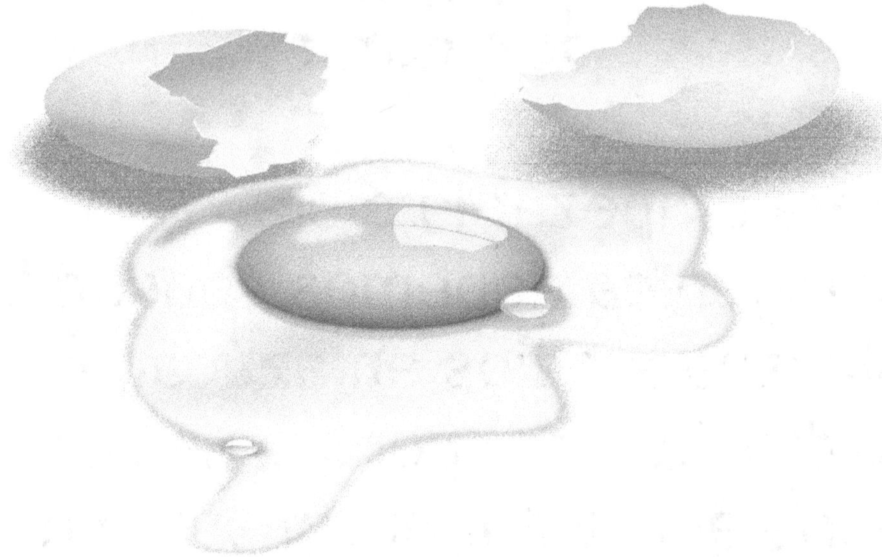

Mantequilla
proveniente de ganado

Crema de queso ó queso
no debe ser procesado

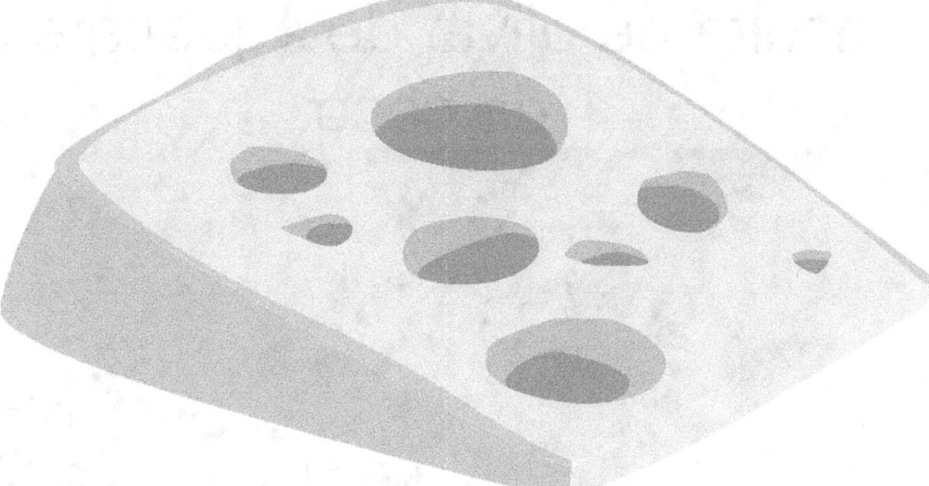

Frutos secos
la almendra, nuez o semillas

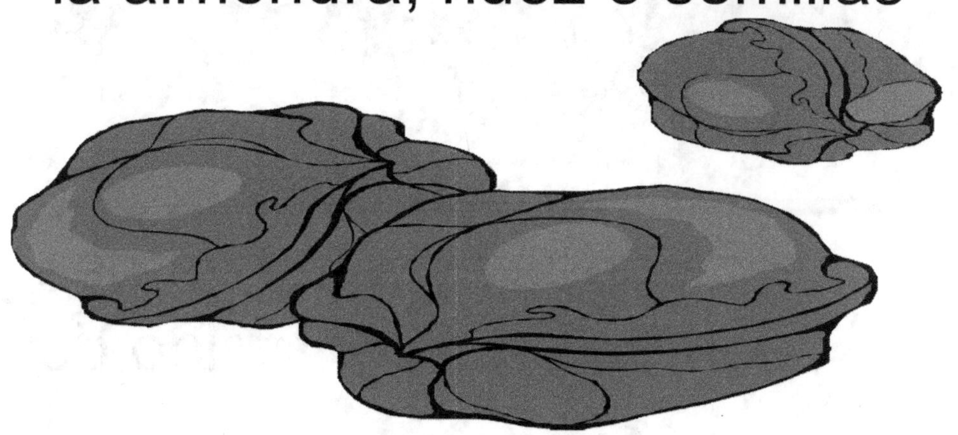

Aceites de origen vegetal

aceite de oliva, de aguacate o de coco.

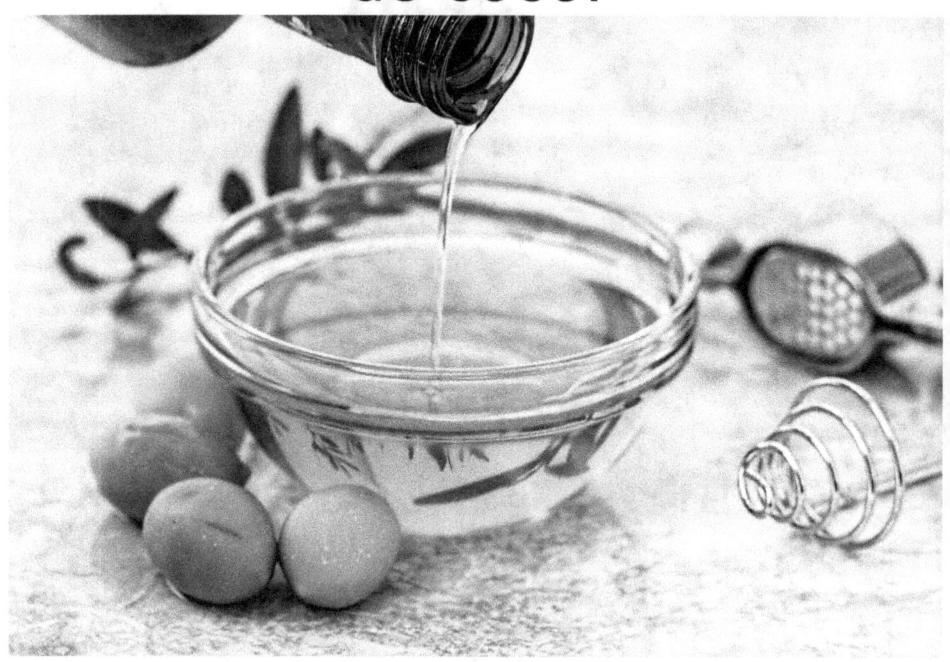

Verduras

pero especialmente verdes y sean de bajo contenido de

carbohidratos, como la cebolla, el pimiento.

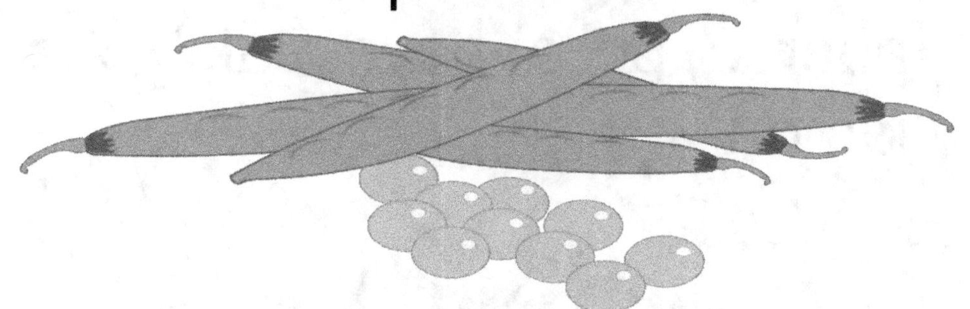

Condimentos de origen natural

Carne

carne de res, de cerdo o puerco, pollo, pavo, salchicha y jamón.

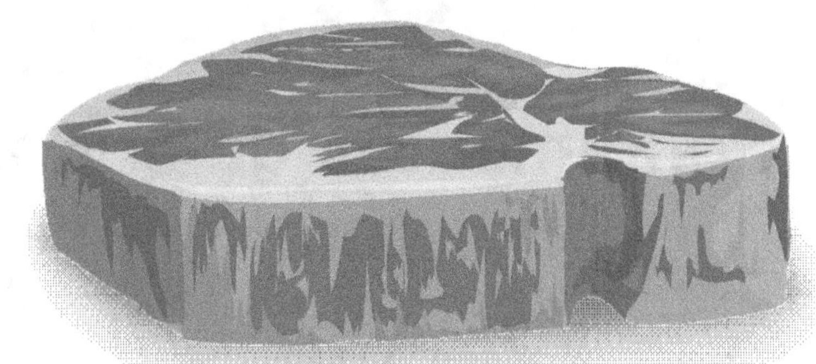

Pescado

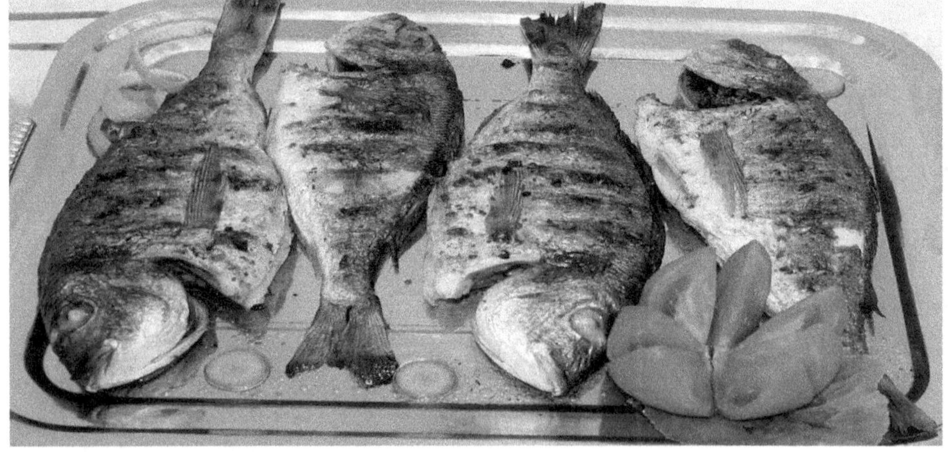

Como puedes observar la dieta cetogénica se diferencia de las otras dietas por su bajo contenido de carbohidratos, lo que permite bajar de peso de forma rapida sin pasar hambre y mejorando el estado de salud o incluso previniendo patologias como en el caso de los diabetes.

Hay diversos estudios cientificos y testimonios de personas que realizan esta dieta los cuales afirman que esta dieta funciona, ya que los hechos hablan por si solos, y si nos remontamos a la antiguiedad, debemos recordar que los antepasados no consumian alimentos procesados ni azucares y dichas personas contaban con mayor salud, estado fisico y energias, sin embargo otros profesionales no recominedan esta dieta por su efecto rebote, pero cuando la persona empieza a ver los cambios en su energia, apariencia y salud, deja de ver esta dieta, como una dieta y la empieza a ver como un estilo de vida, pero los pocos que ven los resultados y vuelven a su vida cotidiana tienen efectos secundarios como el rebote, ya que si vuelves a tus malos habitos alimenticios no puedes suponer que seguiras con los resultados obtenidos en un par de meses.

Dr. Dario Arias Loaiza